PETIT

MANUEL DES BAIGNEURS

A BOULOGNE.

PETIT

MANUEL DES BAIGNEURS

A BOULOGNE,

OU

Conseils médicaux

DANS L'EMPLOI DES BAINS DE MER,

A L'USAGE DE TOUS,

Et surtout de ceux qui ont adopté la médecine
homœopathique,

PAR

Le D.ʳ F. Perrussel.

Utile dulci.

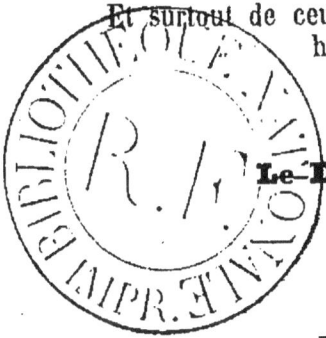

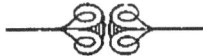

PARIS,

Cʜᴇᴢ J.-B. BAILLIÈRE,

Libraire édit. de l'Académie nationale de médecine, rue Hautefeuille, 19.

En Province,

CʜᴇᴢTOUS LES LIBRAIRES.

1852.

Lille, imprimerie Lefebvre-Ducrocq.

BOULOGNE.

—

J'aime Boulogne, cette ville coquette qui s'étend gracieusement des vallées ombreuses qui l'entourent, à la grève sablonneuse de l'Océan, et que deux fois par jour, la vague mugissante semble venir saluer de ses hommages admirateurs.

J'aime Boulogne avec les restes de son

vieux château dont les murs *n'entendent plus*
les cris des sentinelles de guerre, mais dont
les échos répètent, chaque soir, les voix
bruyantes des enfants qui jouent sous les
arbres du rempart.

J'aime Boulogne avec les *villas* gracieuses
qui s'éparpillent autour d'elle, séjours char-
mants d'une opulence amie ; avec les navires
divers qui entrent chaque jour dans son
port, apportant dans son sein avec des
richesses variées, de nouveaux colons, de
nouveaux frères.

J'aime Boulogne surtout, parceque, dis-
ciple du Christ, et ne voyant que des sœurs
dans toutes les nations, elle me semble la main
que la France tend sans cesse à l'Angleterre
pour la convier à cette réunion fraternelle
dans laquelle tous les peuples réaliseront,
bien mieux que par la guerre, les mer-
veilles de l'esprit et les félicités du cœur
vers lesquelles ils aspirent en vain encore,
malgré tous leurs efforts.

Cette pieuse mission d'union et de fraternité, dévolue à Boulogne, la Providence l'a préparée depuis longtemps, et c'est pour cela sans doute que tour-à-tour, anglaise et française, elle a appartenu aux deux peuples, afin que tous les deux puissent y trouver quelque chose des mœurs, du langage, des habitudes, de ce qui est encore la patrie.

Les peuples sont comme toutes les autres créatures de l'univers, soumis aux mêmes lois de développement et d'agrégation : A la loi d'attrait, d'amour pour s'associer ; comme à la loi de série, d'ordre pour s'équilibrer.

La Providence qui n'a voulu que des frontières naturelles toujours ouvertes au génie de ses enfants, a semé çà et là des attraits irrésistibles pour entraîner les peuples à des visites intéressées, tels : les séjours de bains, les sources naturelles d'eaux minérales, qui dans des régions différentes,

souvent ennemies, sont de véritables ter-
rains neutres, où devaient s'élaborer les
premiers éléments d'une fraternité future ;
tels et bien plus encore aujourd'hui, les
rails-ways qui traversent l'Europe, la télé-
graphie électrique, cette nouvelle messagère
que nous auraient enviée les Dieux, et qui
est destinée bien autrement que le Mercure
ailé de l'Olympe, à inaugurer l'avènement
du règne de Dieu et de sa justice sur la
terre comme au ciel.

Puisse donc notre sympathie pour cette
ville charmante, et pour le rôle civilisateur
qui lui est providentiellement assigné, nous
inspirer dignement dans les conseils que
nous allons donner à tous, et nous aider à
faire désirer l'ère d'harmonie entre les
peuples, que notre siècle semble enfin des-
tiné à voir réaliser.

Paris, 30 mai 1852.

I.

Utilité des bains de mer.

Ce n'est pas ici le cas de faire de l'éru-
dition, en cherchant à écrire l'histoire des
bains de mer, de leur origine et des ser-
vices qu'ils ont rendus à l'humanité ; la
chose est acquise aujourd'hui à la science,
au public, et n'a plus besoin d'apologie ou
de démonstration.

Disons seulement : que l'usage des bains

1*

d'eau douce remonte à l'origine des so-
ciétés, de la civilisation ;

Que celui des bains de mer a dû suivre
progressivement la même voie ;

Que sans doute on a dû observer sur les
côtes maritimes les effets obtenus sur les
familles de pêcheurs, dont la vigueur de
santé est restée proverbiale, et dont la beauté
féconde chez les femmes faisait envie aux
familles riches et princières du Continent.

La science et la physiologie sont venues
ensuite apporter à l'observation le tribut
de leur analyse :

Ainsi, la science a trouvé par la chimie
que l'eau de mer renfermait des sels, des
principes dont la médecine a su étudier et
reconnaître les effets ;

Ainsi, la physiologie a constaté sous l'influence de la réfrigération et de la tonicité
de l'eau de mer, des phénomènes d'action
et de réaction par lesquels la vie, le principe vital acquerraient des forces nouvelles.

C'est même sur l'influence de l'action et de la réaction vitale provoquée par l'application du froid, que repose toute la théorie de la médecine : *l'Hydrothérapie*.

L'action des bains de mer sur l'économie vivante ne pouvait donc rester étrangère aux médecins, et la véritable science devait trouver les raisons de son efficacité; aujourd'hui, grâce aux lumières de la physiologie, au dynanisme, elle est hautement constatée.

On comprend donc déjà, que l'action médicinale, ou modificatrice de l'eau de mer sur l'organisme, étant proclamée, il ne reste plus qu'à distinguer les cas spéciaux auxquels elle devra être appliquée.

Cette tâche n'est pas toujours facile et demande bien plus d'attention qu'on a l'air de lui en accorder.

Nous ne pourrions pas ici faire une nomenclature de toutes les maladies et indispositions qui peuvent rendre utile et nécessaire l'emploi des bains de mer.

Qu'il nous suffise de dire que sous la
direction d'un médecin prudent et éclairé,
il n'est presque pas d'affection chronique
qui ne puisse trouver dans ce moyen d'heu-
reuses modifications.

Tantôt, ce sera une enfance débile à faci-
liter dans son développement, une constitution épuisée à fortifier; des maladies
chroniques de divers caractères à sortir de
leur état de torpeur et à rendre accessibles
à l'action nouvelle des remèdes; tantôt ce
sera la série si désespérante des névroses,
des affections morales qui auront besoin de
recevoir ici l'influence heureuse de ce mo-
dificateur généreux.

Est-ce que l'air pur aussi qu'on respire
sur la plage et dans les vallées voisines, ne
contribuerait pas encore au succès, par
l'atmosphère imprégnée de particules salines
et excitantes qu'on y respire sans cesse;
Ainsi que l'exercice auquel on se livre,
convié tour-à-tour, ici par les collines au

frais et parfumé feuillage , là par le doux et beau soleil qui dore la plage , et plus loin par l'Océan , quand , aux heures de son sommeil , il ride à peine son immense front , sous la brise vivifiante d'une belle soirée ?...

Est-ce que tous ces dons de la Providence , ainsi réunis , ne sont pas d'avance des gages assurés de santé et de vie ?...

Bien généreuse est cette Providence qui prodigue ainsi partout ses plus précieuses faveurs , afin de les rendre accessibles à tous , et qui jamais ne mesure ni la brise embaumée , ni les rayons de son soleil , ni les flots de l'Océan , afin qu'aucun , quelqu'humble que soit sa condition, ne puisse être privé des bienfaits de sa maternelle tendresse , et ne soit tenté d'accuser un frère privilégié , d'avoir détourné la part égale à laquelle il avait droit.

II.

Indications des bains de mer.

Nous avons dit qu'il n'y avait presque
pas d'affection chronique, de constitution
maladive, de santé affaiblie que l'usage des
bains de mer ne put modifier heureuse-
ment ; toutefois il est quelques cas où l'indication semble exclusivement précise d'une
manière favorable ou contraire, nous allons
les passer rapidement en revue.

Les bains de mer conviendront généralement:

1.° Dans toutes les maladies chroniques,
sans fièvre aigue, dans lesquelles la vitalité,
le dynamisme des fonctions générales , auront besoin d'être activés ;

Savoir : Les affections des voies digestives et biliaires ; des voies génito-urinaires;
des fonctions sexuelles affaiblies ; la sup-
pression ou les altérations du flux mens-
truel , la stérilité , la leucorrhée ; et une
foule de névroses de l'utérus et d'autres
organes , etc.

2.° Toutes les maladies qui atteignent le
système glandulaire et ses sécrétions, celles
des divers tissus musculaires, ligamenteux,
sortes d'efforts ou de rhumatismes , quel-
ques-unes des os et des articulations , etc.

Dans tous ces divers cas , l'emploi bien
combiné de ce moyen produira des changements dans l'organisme que la médication
homœopathique pourra facilement ensuite

rendre favorables et conduire même à une guérison complète.

Nous ne faisons, pressé par le temps, que mentionner à la hâte les indications les plus saillantes, car nous pourrions trouver encore bien des cas exceptionnels dont l'expérience nous a révélé l'heureuse opportunité.

3.° Mais l'emploi des bains de mer ne doit pas seulement être conseillé contre les maladies déclarées, il doit l'être surtout, et c'est une croyance nouvelle que nous nous proposons de mentionner hautement, comme *traitement préservatif*, à toutes les jeunes constitutions, dès la première enfance, et continué jusqu'après l'âge de puberté, de virilité, pour les développer dans tous leurs avantages.

Cette première indication, nous l'avons reconnue nécessaire, depuis que la médecine homœopathique nous a initié à la possibilité réelle de transformer tous les

organismes dans des conditions de santé,
de force, de longévité.

Pendant un séjour de deux hivers consé-
cutifs que nous venons de passer à Nice, sous
l'influence si heureuse de ce climat privilégié, nous avons, hélas! reconnu avec douleur
que les remèdes, les soins appliqués à tant
de frais, contre certaines maladies, n'ar-
rivaient que trop tard et restaient impuis-
sants, tandis qu'employés dix, quinze ans
plus tôt, à titre de préservatifs, la maladie
eût été annihilée dès son origine.

La prophilaxie ou traitement préservatif
des affections diverses qui souvent altèrent la
santé et menacent la vie (1), compte donc
dans la nomenclature nouvelle de ses moyens
efficaces, l'usage des bains de mer, que

(1) Nous sommes heureux de nous être rencontré
à ce sujet, avec notre savant confrère le Dr GASTIER,
qui publie en ce moment un simple opuscule qui vaut
un grand livre, intitulé : *De la Prophilaxie dans
les maladies chroniques et héréditaires.*

nous pensons même conseiller, dans un ouvrage que nous préparons sur la phthisie, comme *auxiliaire indispensable* du traitement que nous voulons proposer pour neutraliser, dans l'organisme, dès les premiers jours de ses évolutions, le germe fatal, ou la cause dynamique des maladies.

4.° Il nous reste maintenant à parler des cas dans lesquels les bains de mer sont et doivent être contr'indiqués.

Savoir : Dans les affections organiques et même nerveuses du cœur; dans les maladies avancées de la poitrine; celles de la peau, récentes ou anciennes, dont la répercussion sur d'autres organes pourrait être redoutée, etc.; enfin toutes les fois aussi qu'il y aurait à craindre pour un organe faible et important, la congestion, exagérée quelquefois, qu'amène la réaction vitale qui suit toujours l'effet primitif du bain.

III.

Précautions à prendre pour le succès des bains de mer.

Dans les fonctions de l'organisme, à l'état parfait de santé, tout se passe avec calme, avec ordre, avec continuité; il n'y a pas de secousses, de brusque transition; la nature conservatrice de l'être, veille avec intelligence à l'exécution des lois régulatrices; et, comme l'a dit Linnée : *Natura non facit saltus;* la nature ne fait pas de saut.

C'est bien là, pour le sage comme pour l'administrateur, pour l'intelligence chargée de la direction de ses semblables, un sublime et simple exemple à imiter.

Le médecin, qui n'a pas charge d'âmes, mais bien charge de *vies*, doit, surtout dans ses conseils, être le fidèle ministre, l'intelligent serviteur de cette nature, et l'imiter dans ses conditions sages, normales, où elle opère en dehors de toute influence étrangère et perturbatrice, cas dans lesquels, au contraire, il doit lui rester opposé et supérieur.

C'est dans la juste appréciation de cette différence de conduite, que réside toute l'habilité, toute la prudence, tout le tact du praticien.

Or, l'application d'un moyen aussi puissant que le bain de mer, est toujours suivie d'une transition subite, presque brutale, avec l'état où se trouve l'économie vivante, maladive ou même en santé; la différence du

milieu dans lequel on va se précipiter, la
température toujours au-dessous de celle
du corps, de l'atmosphère même quelqu'élevée qu'elle soit; les éléments chi-
miques qui constituent la nature de l'eau
et lui fournissent ses agents puissants de,
modification, sont tout autant de raisons
qui appellent toute la réflexion du médecin
et du baigneur intelligent.

Ce n'est donc jamais impunément, quoi-
,qu'on ait l'air de le dire, qu'on peut faire
subir à sa constitution la transition si marquée, de l'état et du milieu où elle se trouve,
aux changements réels de lieu et de vitalité
que le séjour dans la mer va lui fournir;
nous ne voudrions pas analyser ici les accidents de toute espèce qui résultent trop souvent de l'imprudence, du peu de réflexion
qu'on apporte dans l'emploi de ce moyen,
trop généralement regardé comme un simple
plaisir.

Le bain de mer ne pouvant en rien se

comparer avec celui de l'eau douce, ne
doit jamais être pris que par ordonnance
du médecin, seul capable de juger du degré de son utilité et des contr'indications
qui le défendent. Les précautions à prendre
dans son usage seront donc soigneusement
recommandées aux mères, pour elles et
pour leurs enfants, et surtout pour leurs
filles, suivant les cas divers, les raisons
opportunes pour lesquels le bain sera conseillé.

Nous ne ferons donc que donner ici des
conseils généraux applicables à toutes les
constitutions, et pour lesquels on devra
toujours être d'une rigoureuse attention,
sous peine d'accident et de danger même.

1.º Le bain ne pourra jamais être pris
qu'à jeun, ou à très grande distance du der-
nier repas; les personnes même dont la
force digestive est très affaiblie, feront très
bien de choisir toujours de préférence
l'heure de huit à neuf heures du matin.

2.º Pour le bain, on doit toujours s'entourer de toutes les précautions hygiéniques possibles au sujet des vêtements, c'est-à-dire, choisir les tissus qui servent le plus et le mieux à la température du corps, soit : les caleçons et peignoirs en laine.

.3.º On ne doit ressentir aucun malaise étranger avant d'entrer à la mer ; dans ce cas, il vaudrait mieux différer un peu et se promener au soleil, en attendant une disposition plus favorable.

4.º L'usage adopté par quelques baigneurs de se précipiter tout entier dans la lame, n'est pas toujours sans inconvénient, le passage d'un milieu à l'autre est par trop brusque ainsi, et pour certaines constitutions, il y aurait quelquefois danger. Le mieux est, après avoir été deux ou trois minutes à l'air d'abord, au soleil, pour préparer la transition, de se mouiller les pieds, les mains, les bras, le visage, le cou, la région du cœur et de l'estomac avec la main trempée, et de se jeter ensuite à l'eau, en cherchant alors à recevoir la lame le plus longtemps et le plus souvent possible, si c'est nécessaire.

L'expérience a constaté l'excellent effet des oscillations de l'Océan sur l'organisme, et c'est même là un des grands avantages des bains du Nord, sur ceux de la Méditerranée, dont nous avons reconnu l'infériorité sous bien des rapports.

5.º Le séjour à l'eau ne doit pas être long, depuis quatre à six, à dix minutes, jusqu'à un quart d'heure le plus rarement; il doit être tout-à-fait en rapport avec la force du sujet, avec son état de santé ou de maladie, et généralement, il ne doit être que du temps nécessaire à l'organisme pour recevoir l'impression suffisante au rappel de la vitalité, de la réaction, de la chaleur, de la sensibilité et des phénomènes nerveux qui doivent suivre inévitablement. C'est là l'effet à obtenir et la dose reçue pour y arriver, il faut se retirer, sous peine de se nuire.

6.º Le médecin pourra toujours, en connaissant la constitution de chacun , lui préciser le temps nécessaire pour l'effet salutaire à obtenir; et, en outre de sa prescription, il arrivera que le baigneur reconnaîtra souvent aussi lui-même, au bout de quelques jours, la variation favorable ou non qui lui indiquera s'il doit rester un peu plus ou sortir plus tôt du bain.

7.º En sortant du bain, il faudrait arriver de suite à sa cabine ; et c'est même dans les difficultés de l'avoir assez tôt , dans le temps mis à sa recherche, hors de l'eau, que se trouve réellement tout le côté fâcheux de ce mode de traitement, et tout ce qu'offrent de désavantageux les établissements mal dirigés.

Nous nous rappelons à ce sujet, qu'une saison à Ostende où la confusion était très grande par le nombre exagéré des bai-

gneurs , plusieurs femmes furent atteintes
d'accidents graves pour avoir dû rester plus
longtemps à l'eau ou à l'air, en attendant
l'arrivée de leur cabine perdue dans la foule
ou arrêtée par les encombrements. Nous
ne saurions donc trop recommander aux
baigneurs d'être très exigeants à ce sujet
vis-à-vis de leurs serviteurs, car la négli-
gence des plus petites précautions à la
sortie du bain, suffirait, non-seulement
pour en empêcher tous les bienfaits, mais
encore pour causer de véritables maladies
ou aggravations dangereuses.

8.º De retour dans sa cabine, on doit se
hâter de quitter les vêtements mouillés et
se faire aider le plus possible pour s'essuyer
avec des linges de laine, bien secs et chauds,
si c'est possible ; on ne doit pas, par trop
de précipitation, négliger d'assécher aucune
partie du corps , cette opération est des plus
utiles et demande à être complète, non-seulement pour enlever toute humidité, mais

encore pour appeler, par une friction bien
faite, la chaleur et la rougeur à la peau,
à la périférie des organes, phénomène indispensable au succès du traitement.

9.° Une fois habillé et rendu sur la plage,
on fera bien, à moins de conseils différents,
de se promener au soleil pendant une demie
heure au moins, sans trop de fatigue et
d'exagération dans les mouvements, mais
de manière, cependant, à ne pas se refroidir;
puis on irait déjeûner, ce qu'il ne faut
jamais faire en sortant de suite du bain, il
est bon d'attendre toujours un peu que
l'équilibre dans la constitution se soit rétabli,
et que le sang qui avait été porté à calori-
fier en excès la peau, soit revenu dans son
état primitif et ait rapporté aux organes
digestifs son influence vivifiante.

10.° Quelques baigneuses, par des raisons que nous ne pouvons énumérer ici,
devront, au contraire, après le bain se mettre
quelque temps au lit, y attendre l'heure

indiquée pour le repas spécialement conseillé , et feront bien à ce sujet , de ne pas
se loger loin de la plage.

Enfin, suivant les indications et les conseils du médecin , un autre bain pourra
être pris avec les mêmes précautions dans
a journée , et le traitement se continuer
ainsi tous les jours , tout le temps jugé
nécessaire au succès à obtenir.

La saison convenable aux bains de mer
du Nord est ordinairement suivant les an-
nées , depuis les premiers jours de juin
jusque vers le 15 au 20 octobre pour certaines constitutions et maladies.

Nous avons déjà mentionné la préférence
que nous accordions aux bains de mer de
la Manche sur ceux du bassin de la Méditerranée , mille raisons impossibles à décrire,
nous autorisent dans notre jugement.

Parmi les séjours de bains sur le littoral
de la Manche, que nous avons tous appré-
ciés et étudiés sur les lieux, nous accordons

toutes nos prédilections à Boulogne, dont
la plage et les conditions de la lame , aussi
bien que le courant atmosphérique et le
degré d'insolation , nous confirment la
supériorité ; certaines maladies nous ont
paru en retirer surtout des effets plus salu-
taires que partout ailleurs, et la foule que
nous y trouvons chaque année, nous con-
firme au-delà, la sagesse et la vérité de
notre observation.

IV.

Mode d'emploi des bains de mer suivant les indications.

La manière de prendre les bains de mer varie autant que les formes ou les degrés divers des maladies ou des indications.

Dans l'état de santé, le bain de mer se rapprochant tout-à-fait de l'hygiène, de la gymnastique, consiste surtout à donner à l'organisme un surcroît de force, d'activité, et peut être pris alors comme dans l'eau douce, les fleuves et les rivières, presqu'à la discrétion et au goût du baigneur ; les femmes seules devront apporter certaines précautions et toujours réclamer les conseils de l'art.

Dans l'état d'indisposition, le bain de mer sera complet ou incomplet suivant les cas, c'est-à-dire que telles ou telles parties du corps, latérale, supérieure ou inférieure devront être baignées spécialement, et les autres trempées et frictionnées seulement.

Dans l'état de maladie réelle d'un ou de plusieurs organes, certaines indications viendront faire varier encore la manière de prendre le bain.

Plusieurs malades devront être simplement assis contre la lame, d'autres s'y opposer debout, d'autres l'éviter même avec tout autant de précaution, dans sa violence surtout.

Enfin, les variétés d'user et de bénéficier

de cette simple et heureuse médication sont si nombreuses, que le cœur et l'âme du pauvre malade, doivent éprouver le besoin de remercier encore la Providence qui a tant fait pour soulager les misères de ses chers enfants.

V.

Diète et hygiène aux bains de mer.

En dehors de toute prescription spéciale de son médecin, pour le régime alimentaire que l'on doit tenir suivant sa maladie, le genre de nourriture qu'il faut observer pendant la saison des bains, peut varier à l'infini.

Seulement, comme règle générale, on

doit savoir : qu'il n'y a pas de santé possible et durable, en dehors de certaines
règles, et que ce n'est qu'à ce prix que la
vie peut se prolonger, exempte surtout
d'infirmités.

Ainsi, pour obtenir tout le succès qu'on
attend de l'action des bains, de l'air de la
mer, de la campagne, de ce séjour de
calme et de réparation réelle pour le corps
et l'esprit, il faut se rappeler toujours
que la modération et la tempérance doivent
présider à la conduite du baigneur.

Sous le rapport de la nourriture, tout ce
qui n'est pas essentiellement assimilable
par les forces digestives doit être rejeté,
car il n'y a que ce qui se digère qui nourrit.
On éloignera donc, autant que possible,
les condiments exagérés, tels que les poi-
vres et autres épices trop forts ou en trop
grande quantité, dont l'action excitante et
toujours médicinale pourrait, sous l'influence surtout de l'irritabilité des organes,

réveillée par le séjour nouveau, occasionner des inflammations funestes.

Le café doit être diminué dans ses doses si on y est bien habitué, ou supprimé si on n'en prenait que rarement.

De même, pour le thé et autres boissons échauffantes, dont l'effet secondaire est toujours de ramollir les tissus, les chairs, et d'affaiblir les constitutions qui ne sont plus placées sous leur ciel natal et sous l'influence climatérique qui leur était habituelle. C'est ainsi, par exemple, qu'on a dû donner à nos soldats en Afrique, l'usage du café, des liqueurs, qui leur serait si funeste sous les brumes du Nord.

Mon honorable confrère et ami, M. De Monestrol, a déjà consigné dans son excellent *Manuel d'hygiène*, tout le mal que l'habitude du thé produit dans le développement des constitutions, surtout chez les femmes, et notre opinion est tellement conforme à la sienne, à ce sujet, que nous

ne craignons pas d'avancer : que du jour où
l'alimentation des enfants, dans nos con-
trées du Nord, sera changée et privée de
l'usage du thé, nous verrons disparaître des
tempéraments, la prédominance, hélas ! si
marquée et si funeste du système lympha-
tique, muqueux, glandulaire, dont la
dégénérescence produit les scrofules, source
de tant de maux.

Les parfums et cosmétiques en éveillant
sans cesse l'action du système nerveux, sa
réceptivité, sa facilité à toute impression,
ont cet immense danger d'amener plus
tard, sans parler même des altérations de
la peau, une prostration telle, un anéan-
tissement de la sensibilité si complet, que
désormais le corps ne réagira plus contre
les causes nuisibles qui l'entourent et aura
perdu encore le don précieux de percevoir
facilement l'action des remèdes.

Le meilleur moyen de conserver les forces
digestives et la sensibilité dont Dieu nous

a doué pour les trouver toujours prêtes à l'entretien de la vie, à lutter contre les influences fâcheuses et à sentir, au besoin, l'action des remèdes, est de les ménager, de ne jamais les exciter inutilement, et de les maintenir dans leur essence, dans leur vitalité, par la sagesse qui doit présider à l'emploi raisonné de nos virtualités comme de nos forces.

Donc, tout ce qui n'aura pas un but réellement utile et qui sera simplement un moyen de plaisir, d'excitation, de matérialisme pur, sera forcément rejeté.

Les condiments permis : sont un peu de sel, de poivre, de moutarde, de vinaigre ; d'eau-de-vie dans l'eau, avec la poudre de pain brûlé, pour la toilette des dents ; pour la peau : les savons sans odeur, les pâtes à l'amande, et l'eau tiède ou froide à discrétion et de préférence à tout.

Parmi les vins, presque tous sont permis avec modération, comme tous sont défendus avec excès.

Pour l'hygiène, nous aurons peu de choses à dire :

Les vêtements varieront suivant la température, avec cette recommandation d'observer que les soirées et les matinées sont très fraîches et obligent à se couvrir davantage pour éviter des accidents.

Les repas seront toujours pris à des heures parfaitement régulières ; la même règle fixe sera suivie pour le coucher et le lever.

L'exercice du corps sera entretenu par des promenades, de préférence à pied, comme aussi, s'il le faut, à cheval et à âne.

En général, la fatigue du corps après les repas, pendant la digestion, est toujours nuisible; les longues courses auraient donc lieu de préférence avant, et les promenades après.

Il est impossible qu'en suivant ces simples conseils que nous avons tous dans

notre sagesse , mais que nous transgressons
trop facilement , de ne pas arriver aux
bienfaits évidents d'une santé réelle, jouis-
sance si grande en ce monde pour le pen-
seur comme pour l'ouvrier.

VI.

Union du traitement homœopathique avec les bains de mer.

La physiologie ou science des lois de la vie , des fonctions organiques , nous ayant initiés aux mystères de notre existence , nous avons cru reconnaître que l'embryogénie de l'être, sa forme, sa constitution, sa vitalité, ne s'obtenaient qu'à l'aide d'une force première qui, dans le monde, sous le nom de *nature* préside à la perpétuité de la création, et dans l'homme, sous le nom de *principe vital* dirige son organisme.

Nous avons appris de plus: que chez l'homme, ce n'est qu'à ce *principe vital*, à cette force première dont l'origine, le point de départ ne peuvent nous occuper ici, mais dont l'existence ne peut plus être niée, qu'il faut attribuer tous les phénomènes d'accord et de désaccord, d'ordre et de désordre qui se manifestent tour-à-tour dans l'économie vivante.

Les progrès des sciences modernes, ne nous permettent plus de glorifier le matérialisme, de nous agenouiller, nous aussi, devant le veau d'or de l'antiquité, redevenu l'idole des impies du jour; non, l'intelligence et la religion nous protègent encore, Dieu merci, contre les tentations attrayantes de cet athéisme abrutissant.

Nous savons donc aujourd'hui plus que jamais : que si rien n'est possible à l'esprit, à l'industrie , à la vie , sans instruments , sans organes ; ces derniers du moins ne sont que les serviteurs, et non pas les directeurs de la pensée , du mouvement , de la fonction.

La physiologie, la médecine, la thérapeutique, partant de ces conceptions nouvelles, ont donc pu mieux comprendre , définir nos maladies et mieux réussir à leur trouver des remèdes.

Déjà on a dû reconnaître : que les méthodes barbares qui consistent encore, hélas! à torturer les organes, à épuiser les forces par des saignées, des purgatifs, des moxas, ne faisaient que broyer la matière aux dépens de la *force vitale* qu'il faut seule , au contraire , exciter ou modifier , pour lui permettre de rétablir les fonctions un instant déviées.

Le procès de la médecine ALLOPATHIQUE est donc ouvert encore aujourd'hui comme au temps de Molière, et elle ne peut tarder à succomber au ridicule et à l'erreur dont elle est frappée.

La Médecine Homœopathique, au contraire, qui est basée tout entière sur les phénomènes du principe vital, sur le spiritualisme en médecine, et sur la préférence qu'il faut accorder, en thérapeutique, à l'action dynamique, nerveuse, *spirituelle* si on peut dire, des remèdes nouveaux en opposition aux doses grossières, matérielles qui bouleversent l'organisme et son impressionnabilité qu'elles dénaturent avec lui, cette médecine, disons-nous, est bien autrement conforme que l'autre, à l'action de la nature, au degré de nos lumières, à l'esprit de nos tendances actuelles.

De plus, reposant surtout sur une théorie tout opposée à l'ALLOPATHIE, théorie qui constitue sa vérité, sa puissance, par une loi fixe : *La loi des semblables*, l'HOMŒO-PATHIE procède d'une manière scientifique, rationnelle, en appliquant à une maladie un

remède précisé par une règle constante, natu-
relle, démontrée; tandis que la médecine qui
l'a précédée sur le champ de l'expérience, n'a
aucune méthode, aucune loi, aucune
théorie qui puisse lui servir à expliquer sa
conduite, à justifier ses travaux, à s'ap-
proprier le résultat que le hasard lui a
fourni !

Donc entre les deux, l'une : médecine
du hasard et d'une expérience trompeuse; et
l'autre: médecine d'une théorie et d'épreuves
qui s'en déduisent, le choix ne peut être
long à faire, surtout, quand des milliers
de faits viennent confirmer chaque jour de
plus en plus, la supériorité de la science de
l'une, sur les tristes conjectures de l'autre.

Le traitement homœopathique, comme
on le voit, pourra donc très bien apporter
aux baigneurs les bienfaits de son application.

Notre expérience propre nous a déjà
démontré, même sur les lieux et ailleurs,

l'heureux avantage que les maladies chroniques peuvent retirer de l'homœopathie et
des bains de mer ; en effet, nous avons
toujours eu à nous en louer, et plusieurs
de nos confrères en Italie, en Allemagne,
ont apprécié notre méthode qui consiste,
savoir :

A conseiller suivant le cas, l'usage de
deux à trois jours de bains, suivis de deux
à trois jours de repos, pendant lequel, nous
faisons prendre le remède homœopathique
approprié au moment; puis nous recom-
mençons, ainsi de suite, en variant suivant
les circonstances.

Nous avons aussi reconnu que bien des
maladies, modifiées du tout au tout par
l'effet des bains, nécessitaient un traitement
pendant l'hiver suivant, pour arriver à une
guérison complète.

Enfin, sans insister davantage sur un point
aujourd'hui reconnu par les premiers pra-
ticiens d'Angleterre et du Continent, nous

terminerons en disant que la Médecine , le
véritable art de guérir, tient toujours la
première place au milieu des richesses
curatives dont la Providence nous gratifie
si généreusement.

CONCLUSION.

La vie, comme l'a dit Bichat: *est l'ensemble des fonctions qui résistent à la mort.*

L'homme a dit M. de Bonnald : est *une intelligence servie par des organes;* nous aimerions mieux dire : *L'homme est un organisme servi par une intelligence.*

Toujours est-il, que la vie dans l'homme, ou l'homme dans la vie , constitue une

force , une activité sans cesse en lutte avec
le monde extérieur qui tend à les annihiler,
de telle sorte , que c'est dans ce combat ,
dans ses péripéties , dans son équilibre que
résident l'existence et sa durée.

Donc tout ce qui pourra concourir d'une
part, à fortifier l'organisation de l'homme ,
comme : la prophilaxie , les bains de mer,
la gymnastique , etc., et d'autre part tout
ce qui pourra éloigner de lui , les influences
nocives extérieures , comme : l'hygiène , la
morale, la diète , etc., servira puissamment
la solution du problème cherchée par la médecine, savoir : *Une santé puissante et durable.*

Or , c'est pour atteindre à ce but, que
l'art de guérir a été créé dans toutes ses
branches scientifiques ; c'est pour y arriver
que toutes les richesses de la nature , du
monde physique et moral, ont été mises à
profit dans tous les sens ; et Dieu l'a voulu
ainsi , en favorisant partout et dans tous les
temps , les recherches incessantes des in-

fatigables pionniers livrés à une tâche aussi rude ; car, il ne s'agit pas seulement d'obtenir une existence vigoureuse, comme pour le botaniste ou l'horticulteur une végétation florissante dans leurs élèves , il s'agit pour l'homme , d'une mission suprême , d'une œuvre de solidarité avec l'univers , d'une destinée d'harmonie à remplir , pour lesquelles il faut une santé forte et longue.

Donc, encore une fois, tout ce qui dans le jeu des organes , dans la vie , produira l'action, la réaction , l'énergie des fonctions, devra concourir au but désiré.

Ainsi : l'air pur des champs , des côtes maritimes , les divers bains simples d'eau douce et de mer, une diète raisonnée, l'hydrothérapie, le magnétisme , les émotions douces , le bonheur de la famille , seront déjà de puissants auxiliaires.

Mais la Médecine, plus spécialement chargée d'apprécier le mal et le remède, de mesurer leur étendue, leurs propriétés, achèvera dignement la tâche, dans les limites toutefois que Dieu lui a données.

Elle seule en effet, connaissant les secrets de la vie et de l'art de guérir, pourra et devra, presque toujours, à force de recherches et de méditations, trouver la cause des désordres vitaux et les moyens d'y remédier; elle seule aussi, en possession des règles sages qui président à l'harmonie de notre existence, devra en diriger les mouvements comme en éloigner les agents nuisibles.

Bénissons donc une fois de plus la Providence qui a permis à HAHNEMANN de compléter les études, les expériences de ses devanciers, par une découverte qui les domine toutes, et remercions surtout, nous autres Français et amis de cette VÉRITÉ si chère, l'Angleterre notre sœur aimée, d'avoir si puissamment contribué, dans ces derniers temps, à sa propagande et à son succès.

FIN.

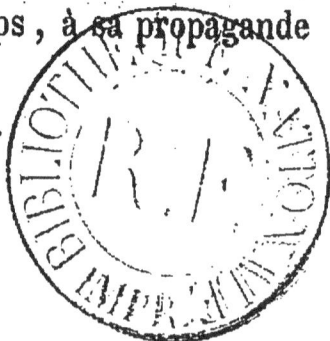

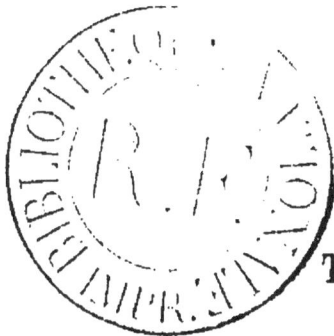

TABLE.

—

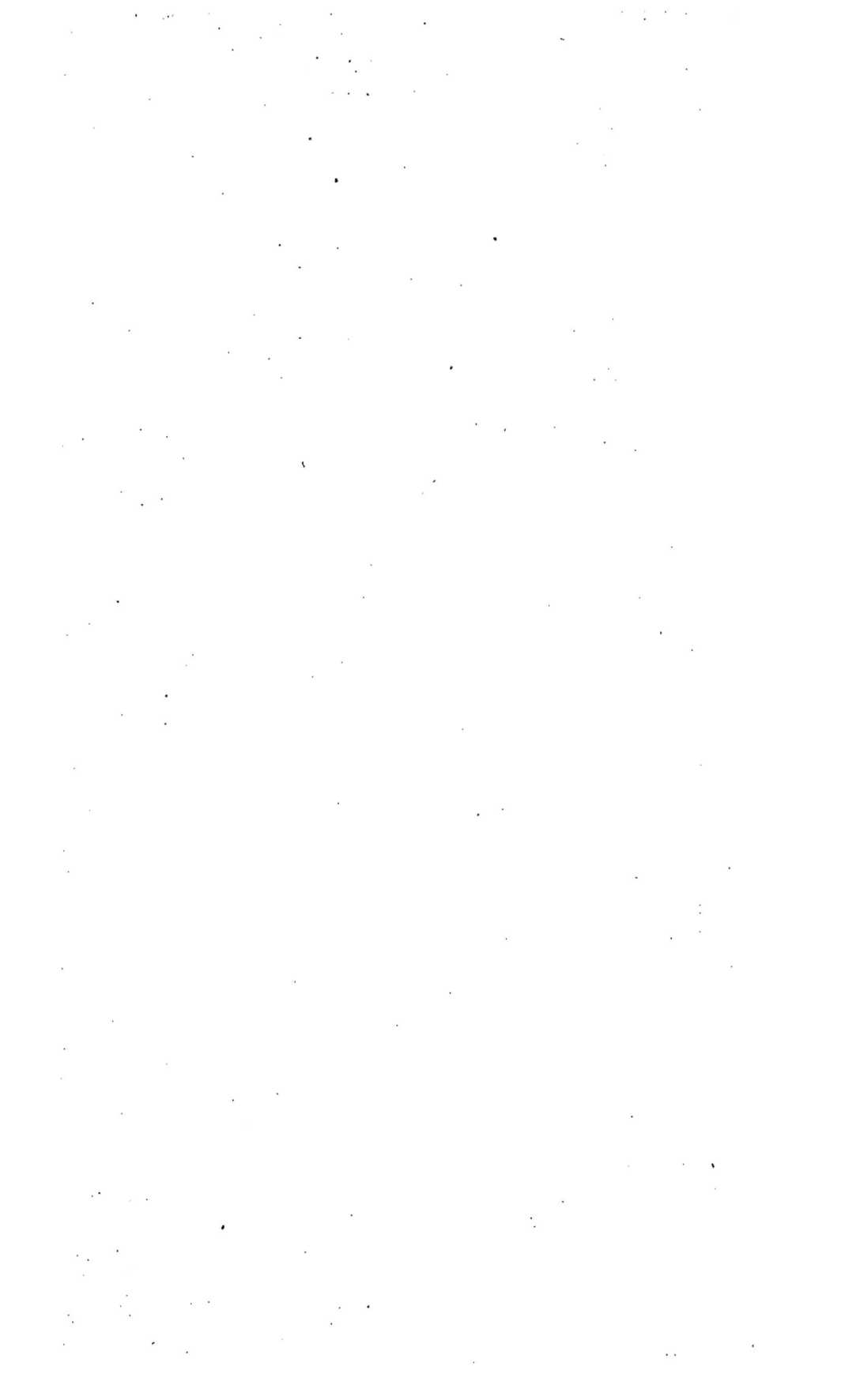

Chez J.-B. BAILLIÈRE, A Paris.

MANUEL D'HYGIÈNE

A L'USAGE DE TOUS,

*Mais principalement des personnes qui ont adopté
la doctrine de HAHNEMANN.*

Par D. DE MONESTROL.

SOUS PRESSE :

ESQUISSE

D'UNE

PROPHILAXIE HOMŒOPATHIQUE

de la Phthisie

ET DES MALADIES HÉRÉDITAIRES

par

Le Dr F. Perrussel.

Lille. imp. de Lefebvre-Ducrocq.

www.ingramcontent.com/pod-product-compliance
Lightning Source LLC
Chambersburg PA
CBHW070915210326

41521CB00010B/2197